RELATION

DE QUELQUES CAS

OBSTÉTRICAUX DIFFICILES

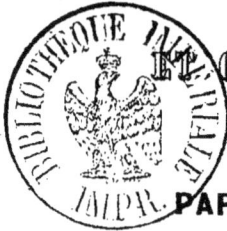

ET CONTRE-NATURE

PAR LOUIS JAUSSAUD

DOCTEUR EN MÉDECINE

Ex-Chirurgien Chef-interne de l'Hôtel-Dieu d'Avignon ; — Ex-Médecin-Adjoint du Dispensaire d'Avignon ; — Ex-Professeur-Adjoint au cours d'Accouchements du département de Vaucluse ; — Élève de l'École Pratique d'Anatomie et d'Opérations chirurgicales de la Faculté de Médecine de Montpellier ; — Bachelier ès-Lettres ; Bachelier ès-Sciences.

MONTPELLIER

TYPOGRAPHIE DE BOEHM, PLACE DE L'OBSERVATOIRE
Éditeur du MONTPELLIER MÉDICAL.

1859

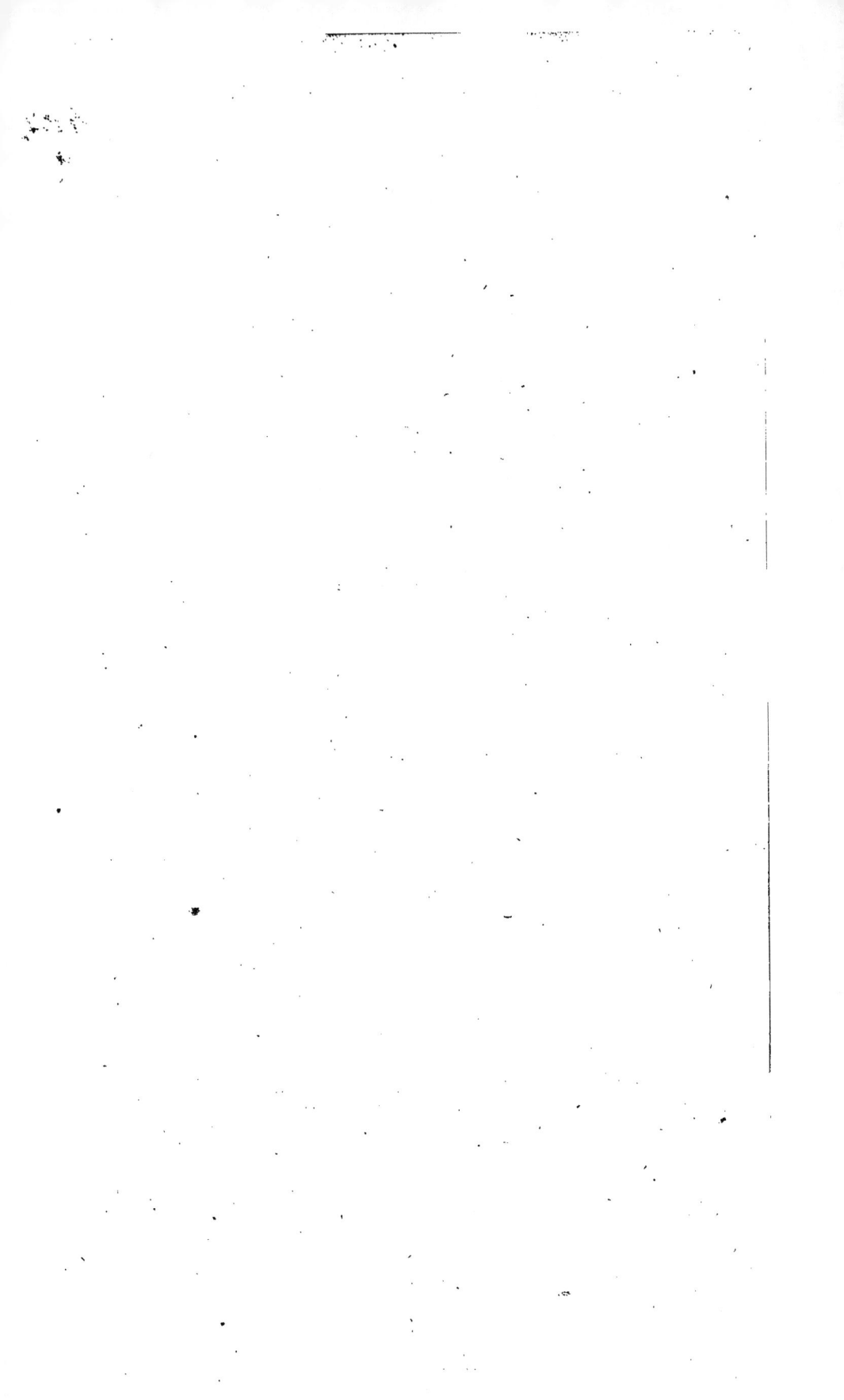

A LA MÉMOIRE DE MA CHÈRE SŒUR

VIRGINIE JAUSSAUD

Il y a huit jours à peine que la mort te ravissait à l'amour des tiens, lorsqu'une cruelle fatalité me retenait loin de toi : ton souvenir me poursuivra toujours, et mes regrets ne finiront jamais.

A MA FAMILLE.

Amitié et dévouement sans bornes.

L. JAUSSAUD.

A M. Adolphe JOZAN,

Docteur en Médecine à Saint-Étienne.

Vous qui avez prodigué à ma sœur malade vos bontés et vos soins; vous qui avez tant soulagé ses douleurs et ses souffrances, veuillez agréer l'hommage que je vous adresse aujourd'hui, et croire à ma reconnaissance éternelle.

A Messieurs

PAMARD, BUSQUET, CLÉMENT, THOUZET, CHAUFFARD, CADE,

Chirurgiens et Médecins en Chef de l'Hôtel-Dieu d'Avignon.

Je n'oublierai jamais que vous m'avez guidé dans les débuts de ma pratique médicale, et que je vous dois beaucoup.

L. JAUSSAUD.

Lorsque je remplissais les fonctions de chirurgien chef-interne à l'Hôtel-Dieu d'Avignon, un des chefs de service les plus distingués de cet établissement, M. Pamard, seconda particulièrement mes goûts pour l'étude de la science et de l'art des accouchements. Il m'adjoignit comme professeur au cours d'obstétrique du département, et me confia la clinique des salles de la Maternité.

Cette position me permit d'observer un nombre assez considérable d'accouchements, et, parmi eux, il en est qui furent accompagnés de difficultés et d'accidents très-remarquables. Ce fut alors que, livré le plus souvent à mes petites connaissances, à ma faible et jeune expérience, j'eus à diriger des accouchements pénibles, à intervenir dans quelques-uns et à combattre des accidents et des complications dans beaucoup.

Je me propose aujourd'hui de consigner dans mon dernier Acte probatoire, trois cas obstétricaux intéressants par les phénomènes anormaux difficiles et accidentels dont ils furent accompagnés.

Le premier est un exemple de grossesse môlaire embryonnaire ; le second est un accouchement à terme rendu impossible par une très-mauvaise conformation du bassin ; le troisième , enfin, se rapporte à une éclampsie puerpérale survenue au commencement du travail et aux accidents qui l'accompagnèrent.

Tel est le canevas du travail qui va suivre, et que je soumets aux Maîtres de cette École.

Puissent-ils excuser le peu de suite et le peu d'uniformité de mon œuvre ! car mon but, en l'écrivant, n'a pas été d'exposer des modifications relatives aux manœuvres obstétricales adoptées aujourd'hui, ni de faire connaître l'application d'un nouvel agent thérapeutique d'une maladie de la grossesse.

J'ai voulu seulement publier trois observations pratiques d'accouchement, observations qui ont présenté des particularités rares et exigé des soins spéciaux.

Mais avant d'aborder mon sujet, qu'il me soit permis de faire hommage de ma reconnaissance à MM. Pamard, Busquet et Thouzet, tous trois chefs de service à l'Hôtel-Dieu d'Avignon ; qu'il me soit permis de les remercier de leur sollicitude pour moi, et de la bonne impulsion qu'ils ont donnée à mes études médico-chirurgicales.

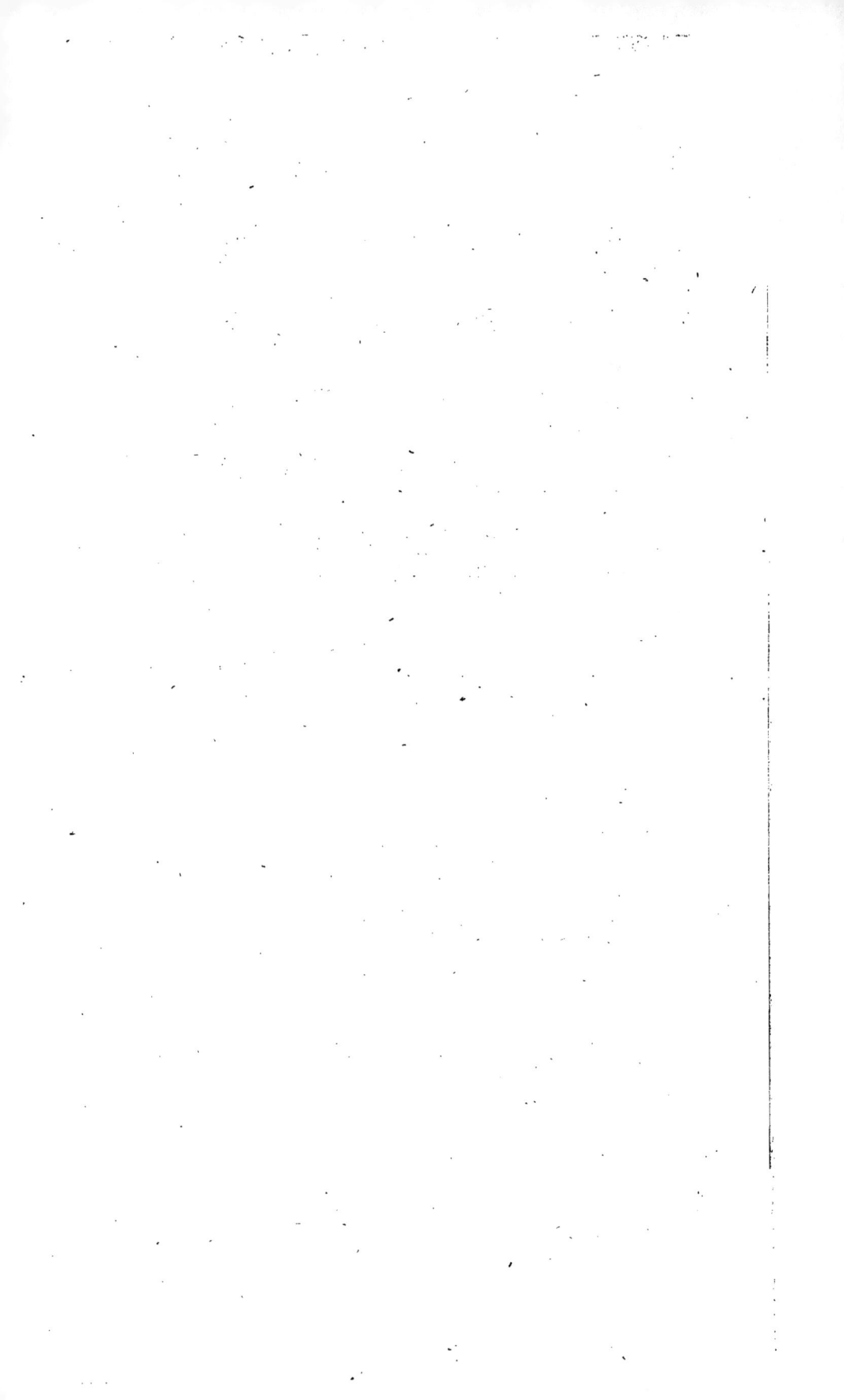

RELATION

DE QUELQUES CAS

OBSTÉTRICAUX DIFFICILES

ET CONTRE-NATURE

—————

Je viens de dire que les trois cas obstétricaux dont je vais faire connaître les détails, sont relatifs : le premier, à une grossesse môlaire embryonnaire ; le second, à un accouchement rendu impossible par un vice de conformation du bassin ; le troisième, à des attaques d'éclampsie puerpérale survenues au commencement du travail, et aux accidents qui accompagnèrent la délivrance.

Chacun de ces faits sera exposé d'après l'ordre de l'énumération qui précède ; mais avant d'entrer dans les détails de chacun, je me propose d'établir rapidement l'ordre que je suivrai dans leur exposition.

2

Ainsi : 1° la grossesse mòlaire embryonnaire sera
définie ; il sera émis quelques considérations sur
les diverses môles utérines; et quand les caractères de
chacune auront été établis, je ferai l'historique de celle
dont je m'occupe, j'en exposerai la structure anato-
mique : on verra alors que de la connaissance de
celle-ci, il résulte que cette môle est une môle embryonnaire.

2° L'accouchement à terme rendu impossible par
un vice de conformation du bassin, fera, comme je
l'ai déjà dit, la deuxième partie de ce travail ; je décrirai ses phases, ses périodes; je décrirai les procédés de diagnostic du vice de conformation, l'étendue
du rétrécissement, les procédés opératoires nécessités
par l'extraction; enfin, je dirai quelques mots de la
délivrance et des suites de couches.

3° L'observation d'éclampsie puerpérale suivra
celle qui précède, et finira mon travail ; je décrirai
cette observation dans tous ses détails, c'est-à-dire que :
1° je ferai la relation de l'état de la femme et de la
marche du travail avant et après les attaques éclamptiques;

2° Je décrirai la délivrance, les accidents qui la
suivirent et les moyens qui furent employés pour les
combattre.

OBSERVATION I.

Grossesse môlaire embryonnaire; expulsion de la môle après onze mois de séjour dans la cavité de l'utérus.

La grossesse môlaire embryonnaire me paraît devoir être définie : l'état de la femme qui a conçu et qui porte dans son sein un produit de conception dont l'accroissement et la vie se sont arrêtés à une période variable de son développement, mais dont une partie, soit de l'embryon, soit de ses annexes, a continué de s'accroître, de se développer, tandis que toutes les autres se sont atrophiées ou sont restées stationnaires.

Si donc un œuf fécondé, un produit de conception, peut cesser de s'accroître, peut mourir et cependant séjourner encore dans la cavité utérine ; si une partie de l'embryon ou de ses annexes peut continuer de vivre, alors que toutes les autres parties sont frappées de mort, il doit en résulter une tumeur anormale de la cavité utérine. C'est, en effet, ce qui arrive, et c'est une tumeur de cette nature que l'on désigne sous le nom de môle.

Mais ce nom de môle entraîne après lui une idée essentiellement vague, attendu qu'on s'en est servi pour désigner toutes les productions anormales de la cavité utérine, sans altération appréciable manifeste de cette cavité.

On a donné une telle extension à l'application du nom de môle, qu'on s'en est servi et qu'on s'en sert encore pour désigner des caillots de sang dégénéré, des fausses membranes, des restes de fœtus ou de placenta et la plupart des transformations que l'œuf peut subir.

On voit, d'après ce qui précède, que le nom de môle a servi et sert encore à désigner une grande quantité de tumeurs de la cavité utérine, de nature bien différente ; on voit ainsi qu'il existe des môles résultant de produits de conception, et qu'il en est d'autres qui ont une autre origine.

Il s'agit maintenant de savoir comment on pourrait classer les tumeurs de cette nature.

Or, plusieurs classifications ont cours dans la science, et parmi elles je trouve : 1° celle de Guillemeau [1]; 2° celle de Désormaux [2].

Le premier divise les tumeurs môlaires en môles vraies ou charnues, et en môles fausses ou membraneuses ; mais cette classification est incomplète, insuffisante et pas assez explicative, car depuis lui, on a admis des môles polypeuses, des môles sanguines, des môles embryonnées ou non embryonnées, et des môles hydatiques.

---

[1] Guillemeau ; Œuvres complètes, pag. 265 et suiv.
[2] Désormeaux ; Dictionnaire de médecine en 30 vol., art. *Môle*,

Le second a divisé les môles en môles embryon-
naires, en môles hydatiques, en môles charnues ; mais-
celle-ci, quoique un peu plus complète que la pré-
cédente, n'en est pas moins insuffisante.

Si je m'éclaire des belles recherches et des travaux
importants de M. Velpeau et de Mme Boivin sur cet
ordre de tumeurs, je pourrai établir une classification
plus générale et plus satisfaisante.

Je diviserai les tumeurs môlaires en môles qui ne
sont pas le résultat d'un produit de conception, et en
môles qui en proviennent.

J'appellerai les premières, môles essentielles ou non
organisées, et les secondes, môles de génération ou
organisées.

Je rangerai dans la classe des môles non organisées, celles que l'on appelle môles membraneuses,
môles fibrineuses ou sanguines, et môles polypeuses.

Dans la classe des môles de génération, je placerai
les môles embryonnées, les môles non embryonnées
et les môles hydatiques ; cette dernière espèce com-
prendra les trois variétés de môles hydatiques de Mme
Boivin. Cette célèbre sage-femme les avait appelées
môles hydatiques embryonnées, môles hydatiques
creuses ou inembryonnées, et môles hydatiques pleines
ou en masse.

Je résume en un tableau synoptique la classification
qui précède :

Môles essentielles ou non organisées : $\left\{\begin{array}{l} \text{membraneuses,} \\ \text{fibrineuses ou sanguines,} \\ \text{polypeuses.} \end{array}\right.$

Môles de génération ou organisées : $\left\{\begin{array}{l} \text{embryonnées,} \\ \text{non embryonnées,} \\ \\ \text{hydatiques.} \end{array}\right.$ $\left\{\begin{array}{l} \text{embryonnées,} \\ \text{creuses ou inembryonnées,} \\ \text{pleines ou en masse.} \end{array}\right.$

Le principal caractère qui distingue ces deux grandes classes de môles, réside dans le défaut d'organisation des môles essentielles, tandis que les môles de génération présentent une véritable texture.

Je devrais à présent établir les diverses particularités que présentent les espèces et les variétés de chacune de ces deux classes ; mais comme, pour le cas qui va m'occuper, il est incontestable que la môle appartient à la classe des môles de génération, je ne vais citer que le principal caractère qui distingue les diverses espèces et variétés môlaires de cette classe. Ainsi, une môle est dite embryonnée, toutes les fois qu'elle est constituée par un embryon ou une de ses parties, ou bien lorsque l'annexe de l'œuf qui la forme contient une partie de l'embryon ou celui-ci tout entier.

Elle est inembryonnée, toutes les fois que l'annexe de l'œuf qui la constitue ne contient pas d'embryon, soit que celui-ci ait été résorbé, soit qu'il ait été expulsé.

La môle hydatique se distingue des précédentes, parce qu'elle est composée de vésicules hydatiques qui paraissent se former aux dépens du placenta, ou plutôt aux dépens des villosités choriales. Ces vésicules hydatiques contiennent un liquide citrin transparent, ou bien trouble, purulent ou sanguinolent; elles peuvent être très-nombreuses; leur volume est très-variable.

Je ne dirai rien de la môle hydatique embryonnée, ni de celle qui est creuse ou inembryonnée, ni de celle qui est pleine ou en masse; ces qualifications suffisent pour faire comprendre les différences qui les distinguent.

Les quelques considérations que je viens d'émettre sur les môles en général m'ont paru nécessaires, afin de bien établir: 1o la nature de celle qui fait le sujet de l'observation qui va suivre; 2o et de bien préciser la classe et l'espèce à laquelle elle appartient.

OBSERVATION.

Le 13 septembre 1857, je fus appelé auprès de la dame X...., afin de lui donner des soins et la soulager de douleurs très-vives qui siégeaient dans la cavité abdominale; c'était alors sept heures du matin. Je ne pus m'y rendre qu'après la visite de l'Hôtel-Dieu, c'est-à-dire à neuf heures.

La malade me fit l'histoire de ses souffrances dans les termes qui suivent:

A la suite d'une chute violente sur le siége (accident qui était arrivé la veille à cinq heures du soir), elle avait éprouvé une vive douleur dans le ventre au niveau de la région sous-ombilicale ; cette douleur, qui avait présenté dès le début une très-grande acuité, s'était émoussée peu à peu et avait fini par disparaître à peu près, si bien que la malade put souper quelques heures après. Son sommeil fut calme et ne fut interrompu par aucun malaise ; mais le matin elle fut, dit-elle, réveillée par une douleur semblable à celle qu'elle avait sentie au moment de la chute ; cette douleur disparut en diminuant peu à peu d'intensité et le calme survint ; mais il ne fut pas de longue durée, car la douleur reparut et fut encore suivie d'un moment de calme et d'indolence.

Cette douleur, que j'appellerai intermittente, conserva plus de deux heures le même caractère, elle devint ensuite continue ; cependant cette continuité n'était pas franche, car la malade déclara qu'elle présentait par intervalle des rémissions incomplètes et des exacerbations.

Déjà cette intermittence de la douleur me faisait supposer ou deviner l'organe qui en était le siége ; mais ce signe seul ne me suffisait pas pour l'établir sûrement. Je voulus connaître la direction de la douleur, et j'appris qu'au début elle se faisait sentir à la partie inférieure de l'abdomen et suivait une ligne qui, de l'ombilic, se rendait vers le sacrum, mais que depuis qu'elle était devenue continue, la douleur allait de la région sous-ombilicale à la région lombaire. Cette direction de la douleur était bien celle de la douleur qui suit la contraction utérine. Aussi je ne supposais plus, j'étais presque certain que le siége de la douleur était bien dans l'utérus et que celui-ci se contractait.

Je commençai alors des investigations sur l'état de cet organe; mais avant de les exposer, je vais dire quelques mots sur l'état général de la malade.

Elle était inquiète, agitée, impatiente; ses paroles étaient entrecoupées; la face rouge, animée; elle éprouvait une sensation de froid suivie de quelques frissons; les muscles des extrémités et de la face présentaient quelques contractions involontaires; elle accusait une céphalalgie vive, celle-ci était accompagnée de hoquet et de nausées; enfin, le pouls présentait de la lenteur et de la plénitude.

Les investigations locales auxquelles je me livrai me permirent de constater à l'aide du palper abdominal que l'utérus était volumineux, qu'il s'élevait jusqu'à deux ou trois travers de doigt au-dessus du pubis, qu'il était mobile, dur, rénitent et en état de contraction permanente.

Je déclarai alors à la malade qu'elle était sous le coup d'un avortement, mais que cependant j'allais calmer ses souffrances et arrêter l'avortement s'il se pouvait. Elle me dit que je commettais une erreur, attendu que

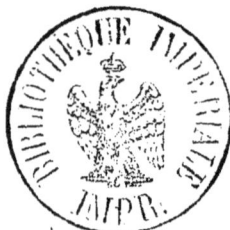

depuis onze mois ses règles avaient disparu , qu'elle avait atteint l'âge de quarante-quatre ans , que par conséquent elle était arrivée à la ménopause , et par le fait devenue inapte à la fécondation ; au reste , ajouta-t-elle, rien n'a pu et ne peut me faire supposer une grossesse : « elle avait été mère cinq fois. »

Après cette déclaration , il était très-important de contrôler le diagnostic que j'avais établi ; alors j'interrogeai avec soin les organes auxquels la grossesse imprime des modifications. J'examinai les seins ; mais la disposion de ces organes , loin de confirmer mon opinion , était favorable à la déclaration de la malade : ils étaient affaissés , le mamelon et l'aréole étaient ceux d'une femme mère pendant l'état de vacuité.

La malade me fit remarquer qu'après la dernière époque menstruelle, ils étaient devenus un peu douloureux, plus gros, mais que quelque temps après ils s'étaient affaissés, et que depuis lors leur état n'avait pas changé.

La région sous-ombilicale présentait une légère tuméfaction. Je priai la malade de me permettre de pratiquer le toucher vaginal ; elle ne s'y refusa pas, et je pus constater alors que le col était plus élevé, qu'il était dirigé en arrière et à gauche, qu'il était dur et rigide.

En combinant le toucher vaginal avec le palper abdominal, je pus établir que l'utérus avait augmenté de volume, qu'il était bien le siège de la tumeur que le palper abdominal m'avait fait constater dans la région sous-ombilicale; que son volume pouvait égaler celui qu'il eût présenté s'il eût été chargé d'un produit de conception de quatre mois; qu'il était mobile, et que réellement il contenait une tumeur dont la nature ne pouvait pas être facilement déterminée. Cependant, je m'arrêtai à l'idée d'une môle embryonnée, et ce qui concourait à rendre ma supposition juste, c'était la tuméfaction et l'endolorissement des seins, qui avaient persisté quelque temps après la dernière époque menstruelle.

En effet, cette modification des seins pouvait me faire admettre qu'il y avait eu fécondation et grossesse commençante, et leur affaissement pouvait aussi me faire admettre que cette grossesse avait été arrêtée à son début par la mort du produit.

L'opinion que j'émis alors fut la suivante : l'utérus contient une tumeur dont l'expulsion se fait, et les douleurs éprouvées par la malade résultent des contractions de cet organe en travail.

Mais comme ces douleurs, ces contractions, étaient irrégulières, il était nécessaire de formuler et d'appliquer une médication active.

1° Je prescrivis la potion suivante :

Infusion de tilleul......   120 gram.
Extrait thébaïque......   0,05 centigr.
Éther sulfurique.........   1 gram.
Sirop de fleurs d'oranger.   40 gram.

Il fut dit qu'une cuillerée à soupe de cette potion serait administrée à la malade toutes les dix minutes.

2° Je recommandai de vider le rectum à l'aide d'un lavement émollient huileux, et de ne donner celui dont la formule suit que lorsque la malade aurait rendu le premier :

> Eau de pavot......... 90 gram.
> Laudanum de Sydenham. 25 gouttes.

3° Je fis pratiquer des frictions sur le col avec 4 grammes d'extrait de belladone ; des sinapismes furent promenés sur les jambes, sur les bras.

4° Enfin, la malade devait être plongée dans un bain entier, et cela une heure et demie après ma visite.

Je quittai la malade et recommandai de me prévenir si les accidents s'aggravaient, ou sinon d'attendre le retour des douleurs.

Je ne fus rappelé qu'à trois heures de l'après-midi, et j'appris que, sous l'influence de la médication, les douleurs s'étaient amendées rapidement et avaient disparu complètement ; l'état général était revenu à des conditions meilleures, le bain avait déterminé la sédation que j'en avais espérée, la malade avait joui d'un calme et d'un bien-être parfaits pendant plus de trois heures.

Les douleurs se faisaient sentir depuis plus d'une heure et présentaient à présent une marche plus régu-

lière, plus normale ; la malade les comparait aux douleurs de l'accouchement. J'examinai le col et le corps
de l'utérus : celui-ci était moins rénitent , moins dur
dans la période de rémission ; il devenait plus dur
pendant la contraction , celui-là était moins rigide, et
l'orifice externe se laissait facilement traverser par le
doigt. Je conseillai de laisser faire la nature et d'attendre.

A sept heures du soir, je fus rappelé : les douleurs
paraissaient reprendre la marche et le caractère qu'elles
présentaient le matin ; l'état général de la femme s'é-
tait aussi aggravé. Je porte le doigt dans le vagin, et je
trouve que sa partie supérieure est occupée par une
tumeur qui me donne la sensation du tissu placentaire. Je parcours la surface libre de cette tumeur,
j'arrive sur le col : celui-ci est rétracté et embrasse
encore la tumeur.

Cette exploration me permet d'établir que la portion
vaginale de la tumeur est suffisamment longue pour
être saisie avec la main , et que par conséquent son
extraction est possible et facile. Je communique mon
opinion à la malade et lui propose de la délivrer immédiatement ; elle accepte. Aussitôt je la fais placer
en travers du lit, le siége près du bord, la tête et le
tronc soutenus par des coussins et maintenus par un
aide ; les extrémités inférieures sont aussi confiées à
des aides qui maintiennent les cuisses écartées.

Après avoir enduit ma main d'un corps gras , je

procède à son introduction; j'arrive sur la tumeur, je l'embrasse, la saisis, et après quelques tractions énergiques le col cède et j'entraîne la tumeur ; quelques caillots de sang suivent l'extraction, l'utérus se rétracte, revient sur lui-même. Je fais coucher la malade et lui fais prendre une infusion de feuilles d'oranger et de fleurs de tilleul.

Les suites de cette opération ne présentèrent rien de particulier; qu'il me suffise de dire que la malade se rétablit parfaitement bien, après sept à huit jours de soins et de repos.

Examen de la tumeur. — Il comporte la description de sa forme, de ses dimensions, de sa couleur, de son poids, de sa densité, de sa conformation extérieure et intérieure, de sa structure intime et de son développement; quand je l'aurai examinée sous ces divers points de vue, je déterminerai sa nature, et lui donnerai la place qu'elle doit occuper dans l'ordre des tumeurs dont elle fait partie.

Je dois dire d'abord que les instruments qui pouvaient me permettre d'étudier la structure intime de cette tumeur m'ayant fait défaut, il ne sera pas question de celle-ci, car je ne pourrais la décrire qu'en procédant par inductions et suppositions, et je courrais ainsi le risque d'être très-inexact.

Je ne vais donc m'occuper que de sa forme, ses dimensions, sa couleur, sa consistance, son poids, sa densité, sa conformation extérieure et intérieure, et de son développement.

1° *Forme*. — Elle représente un ovoïde dont la grosse extrémité occupait le fond de la cavité utérine, et dont la petite extrémité correspondait à l'orifice interne du col ; cet ovoïde est légèrement aplati d'avant en arrière ; ses faces latérales sont étroites, mousses et arrondies.

2° *Dimensions*. — L'étendue que présentaient les divers diamètres de cette tumeur a pu être établie exactement, à l'aide d'une mensuration rigoureuse. Le diamètre vertical peut être représenté par une ligne ayant 0,125 millimètres ; le diamètre transverse est de 0,105 millimètres au niveau de son tiers supérieur ; au-dessus et au-dessous du point qui me donne cette dimension, le diamètre transverse diminue graduellement, si bien qu'un peu au-dessous du tiers inférieur, il n'a plus que 0,060 millimètres ; le diamètre antéro-postérieur n'est que de 0,095 millimètres au niveau du tiers supérieur ; au-dessus et au-dessous il diminue, mais cette diminution est beaucoup moins sensible que celle du diamètre transverse ; puisque l'étendue du diamètre antéro-postérieur est encore de 0,075 millimètres, au niveau du point où le diamètre transverse n'a plus que 0,060 millimètres.

3° *Couleur*. — Il n'est pas facile de la déterminer, car

elle n'est pas uniforme : ainsi , elle est rouge-violacée dans la moitié supérieure , elle est rouge pâle dans la moitié inférieure ; cependant ces deux teintes ne sont pas bien séparées , elles se confondent l'une avec l'autre. C'est ainsi que l'on voit dans tel ou tel point de la tumeur une plaque rouge violacée , entourée d'une ou de plusieurs plaques de couleur rouge pâle.

4° Consistance. — Elle est molle , spongieuse.

5° Son poids est de 620 grammes, sa densité plus grande que celle de l'eau.

6° Conformation extérieure. — L'examen de celle-ci ne doit comprendre que les particularités que présente la surface externe de la tumeur ; or, j'ai déjà parlé de sa couleur, de sa forme. Il me reste à dire qu'elle est partagée en un nombre variable de lobes réunis par un tissu lamelleux très-mou , très-facile à déchirer. Si je comprimais la tumeur, je voyais suinter de très-petites gouttes de sang ou un liquide séro-sanguinolent : ce suintement se faisait remarquer particulièrement sur sa grosse extrémité ; enfin , si je la plongeais dans l'eau , j'apercevais des filaments très-courts qui paraissaient être de nature cellulo-vasculaire.

7° Conformation intérieure. — En divisant la tumeur par une coupe parallèle à son grand diamètre, je m'a-

perçus qu'elle n'était pas solide dans toute son épaisseur, que sa partie centrale était occupée par une cavité
circonscrite par des membranes propres, et que dans
cette cavité se trouvait un petit corps solide.

Ces préliminaires établis, je vais procéder à la
description de sa conformation intérieure; pour rendre
cette description plus facile, je distingue dans la tumeur une coque et un noyau.

La coque est une espèce d'enveloppe charnue, mol-
lasse, spongieuse et vasculaire, constituant la masse
de la tumeur, de la couleur du tissu placentaire, et
plus consistante au centre qu'à la périphérie; son
épaisseur n'est pas égale partout, elle est plus considérable au niveau de la grosse extrémité qu'au niveau
de la petite; elle varie depuis 0,03 jusqu'à 0,06 cen-
timètres; elle paraît être continue; elle enveloppe
complètement le noyau; elle présente une surface
externe et une surface interne: l'externe a été décrite,
sous le titre de conformation extérieure; la surface
interne est lisse et unie, elle est formée par une membrane que j'ai divisée avec peine et incomplètement en
deux feuillets.

De ces deux feuillets, l'externe est adhérent au
feuillet interne par sa face intérieure, il est confondu
par sa face la plus extérieure avec la masse charnue;
ce feuillet externe me paraît être la membrane vitel-
line. C'est le feuillet propre de la coque, tandis que
le feuillet interne, formant l'enveloppe la plus exté-

3

rieure du noyau, ne peut être que le pli externe du feuillet séreux du blastoderme, c'est-à-dire le chorion.

Le noyau occupe la cavité de la coque, il est formé de deux membranes et d'un corps solide. Son plus grand diamètre, qui est parallèle au grand diamètre de la tumeur, est de 0,035 millimètres; son diamètre antéro-postérieur est de 0,025 millimètres, son diamètre transversal est de 0,030 millimètres.

Les membranes, je l'ai déjà dit, sont au nombre de deux : la plus externe, qui adhère au feuillet propre de la coque, est séparée de la membrane interne par un espace peu considérable rempli d'un liquide un peu consistant ; cette membrane se continue avec la membrane interne à l'aide d'un prolongement membraneux, et communique avec le corps solide à l'aide d'un autre prolongement plus fort et qui n'est pas d'apparence membraneuse. Entre les deux membranes du noyau et tout près de ce dernier prolongement, j'ai trouvé une petite tumeur pédiculée du volume d'une petite lentille et dont le pédicule aboutit au corps solide du noyau; cette tumeur ne doit être que la vésicule ombilicale et son pédicule.

La membrane interne entoure le corps solide en formant deux replis qui enveloppent ses extrémités ; elle en est séparée par un liquide citrin peu dense.

La disposition de cette membrane interne me la fait considérer comme le pli interne du feuillet séreux du blastoderme, c'est-à-dire l'amnios ; et par le fait, le liquide qu'elle contient ne serait que du liquide amniotique.

Que sera donc le corps solide ? Il est évident, d'après ce qui précède, que ce ne sera qu'un embryon ; ce corps est très-petit, il est presque opaque, très-consistant ; son volume égale à peine le volume d'un pois. Il présente deux extrémités, dont l'une l'emporte sur l'autre ; il est un peu recourbé sur lui-même. Son volume très-petit, l'absence de points osseux, me l'ont fait considérer comme un embryon de vingt à vingt-cinq jours.

Là s'arrêtent mes recherches.

Je dois pourtant signaler une particularité qui peut nous faire connaître la cause de la mort du produit. J'ai trouvé au niveau du point d'émergence des pédicules allantoïdien et ombilical, un très-petit caillot de sang, très-diffluent, noirâtre ; ce petit caillot était placé entre ces pédicules et leur gaîne amniotique.

A-t-il été fourni par les vaisseaux ombilicaux ou bien par les vaisseaux omphalo-mésentériques ; c'est ce que je ne saurais dire.

8o *Structure intime.* — Les instruments et appareils nécessaires à ce genre d'étude m'ayant fait défaut, je ne puis en faire la relation. Messieurs les Juges, mes Maîtres, trouveront ici une lacune ; j'ai déjà dit que je ne pourrais la remplir qu'en procédant par inductions et suppositions. J'avais écrit que je devais me taire au sujet de cette structure; cependant je me permettrai de dire que le tissu de la coque m'a paru être tout à fait semblable au tissu du placenta, et que le noyau était formé par un embryon et ses enveloppes.

9° *Développement.* — De la connaissance de la conformation intérieure de la tumeur, je puis déduire son développement.

J'ai dit qu'elle était formée d'une coque et d'un noyau.

J'ai ajouté : 1° que la coque me paraissait être formée par un tissu ressemblant au tissu placentaire ; 2° que le noyau était formé de deux membranes et d'un corps solide dont la disposition était celle d'un œuf fécondé et frappé de mort au vingtième ou vingt-cinquième jour de la grossesse.

Quand j'ai fait l'exposition de la conformation intérieure de la tumeur, on a pu voir que de ses deux parties constitutives, l'une, la coque, a joui d'une vie active et a continué de s'accroître ; tandis que l'autre, le noyau, n'a pas subi d'accroissement depuis le moment où la mort est venue le surprendre.

Je ne dois donc m'occuper que du développement de la coque. Mais pour me faire comprendre, je dois entrer dans les quelques considérations embryologiques qui suivent :

Au moment de l'arrivée de l'ovule fécondé dans la

cavité utérine, l'épaisseur de la muqueuse de cette cavité est augmentée, cette épaisseur anormale est due à l'hypertrophie des divers éléments qui la constituent.

Après l'arrivée de l'œuf, la vitalité de l'utérus semble se concentrer en grande partie dans le point de la muqueuse sur lequel l'œuf est venu se placer. Grâce à cette augmentation des forces vitales de l'utérus, ce point de la muqueuse s'épaissit, végète autour de l'œuf, et l'entoure d'un bourrelet circulaire qui l'environne et l'emboîte complètement.

Alors l'œuf est séparé du tissu utérin, d'un côté par la muqueuse utéro-épichoriale, et du reste de la cavité par la muqueuse épichoriale.

Les villosités choriales pénètrent ces deux muqueuses; mais dans les grossesses normales la muqueuse épichoriale s'atrophie, et avec elle les villosités choriales qui la pénètrent; cette atrophie a lieu à la fin du premier mois. Au contraire, la muqueuse utéro-épichoriale et les villosités qui s'y rendent, s'hypertrophient et forment plus tard le placenta.

Enfin, une muqueuse nouvelle se forme; l'ancienne se trouve de cette façon isolée, et tombe avec les membranes de l'œuf au moment de son expulsion.

D'après ce qui précède, j'établis : 1° qu'au moment où l'embryon est mort, l'œuf était entouré tout à fait par les muqueuses épichoriale et utéro-épichoriale; 2° qu'à la même époque la vésicule allantoïde avait atteint la face interne du chorion; 3° que ses vaisseaux avaient pénétré toutes les villosités de ce dernier ; 4° enfin que la muqueuse épichoriale et les villosités qui la traversent ne s'étaient pas atrophiées et avaient joui d'une vitalité égale à celle de la muqueuse utéro-épichoriale et des villosités choriales qui s'y rendent.

J'explique le développement et la nutrition de la muqueuse épichoriale de la même façon qu'on explique le développement et la nutrition de la muqueuse utéro-épichoriale.

C'est pourquoi je dis que la muqueuse épichoriale s'est confondue avec la paroi utérine qui lui correspondait ; que les villosités choriales se sont creusé des vacuoles ou lacunes dans la muqueuse épichoriale tout aussi bien que dans la muqueuse utéro-épichoriale ; qu'elles se sont mises en contact avec les vaisseaux utérins ; que ceux-ci ont envoyé même des prolongements vasculaires dans la muqueuse épichoriale, et que par ce fait les villosités choriales se sont hypertrophiées de part et d'autre ; enfin, je terminerai en disant que l'embryon étant mort, toute la nutrition devait se concentrer sur ses annexes, c'est-à-dire le chorion, ses villosités, et sur les muqueuses épichoriale et utéro-épichoriale.

10° Tous les détails qui précèdent me permettent d'établir la *nature* de la tumeur. On vient de voir qu'elle contient tous les éléments d'un ovule fécondé

arrivé à peu près au vingt-cinquième jour de la grossesse ; on vient de voir que c'est un des annexes de
l'embryon qui la constitue essentiellement, que l'embryon n'a pas été ni résorbé ni expulsé, qu'il occupe
le centre du noyau, et qu'il ne présente aucune
modification, qu'il est tel enfin que le jour où la mort
le surprit.

Si on se rappelle ce que j'ai exposé en commen-
çant, sur les môles en général et sur les diverses
variétés môlaires, on ne manquera pas de reconnaître
que cette tumeur est bien une tumeur môlaire, que
cette môle est une môle de génération, et qu'elle est
embryonnée.

OBSERVATION II.

Accouchement rendu impossible par un vice de conformation du
bassin ; opération nécessitée par l'extraction ; délivrance ; suites
de couches.

Le 29 mars 1858, la nommée Marguerite X.... se
présente à l'hospice d'Avignon, fait connaître son état
de grossesse à l'interne de garde, et le prie de la faire
admettre dans les salles de la Maternité. Son admission n'était pas possible, attendu que la grossesse
n'était pas arrivée à son terme et que le travail de
l'accouchement n'avait pas commencé ; aussi son admission fut ajournée jusqu'au moment de l'accouchement.

Il est , en effet , un article du Règlement relatif à l'admission des femmes grosses dans les salles de l'hôpital, il est, dis-je, un article qui n'autorise leur admission qu'au moment du travail.

Cet article est ainsi conçu :

« Ne seront admises dans les salles de la Maternité que les femmes grosses en travail d'accouchement. Les médecins pourront cependant admettre les femmes grosses qui verseront d'avance, dans la caisse de l'économe, 45 francs par mois, au minimum; celles qui seront atteintes d'une maladie de grossesse ou d'une maladie intercurrente. »

(J'aime bien ces exceptions.)

Si cet article n'est pas formulé dans les mêmes termes que ci-dessus , il n'en existe pas moins , et son existence impose des bornes aux déterminations charitables que les médecins pourraient prendre dans bien des circonstances.

Il serait bon que la Commission administrative supprimât cet article de son règlement ; car de sa suppression il résulterait :

1° Que la charité serait mieux comprise , mieux exercée;

2° Que bien des malheureuses filles ou femmes sans pain et sans logis, trouveraient là un lit, des aliments, des médecins capables de soulager leurs souffrances, des religieuses capables de corriger les défauts de leur mauvaise organisation morale;

3° Enfin, si cet article n'existait pas, les passants, les portiers, les infirmiers n'assisteraient pas aux accouchements qui ont souvent lieu dans la rue, aux portes et dans les cours de cet établissement.

Ce ne sont pas là les seuls inconvénients de cet article; il en est d'autres, et bien plus graves, dont la discussion ne trouve pas ici sa place.

Cette digression n'est que la reproduction des observations que j'ai faites très-souvent de vive voix. Je crains bien que ma réclame n'aura pas plus d'effet aujourd'hui qu'autrefois; cependant il faut espérer qu'un jour une Commission administrative de cet établissement appréciera mes observations à leur juste valeur et adoptera ce que je propose.

Je reviens à mon sujet. L'admission de cette femme fut ajournée jusqu'au moment où le travail de la parturition devait se faire sentir. Mais il ne devait pas en être ainsi; car cinq ou six jours après, cette femme revient à l'hôpital. Elle m'est présentée, afin que j'établisse si elle était dans les conditions voulues pour être admise. Sa petite stature me frappa, sa démarche me fit supposer une mauvaise conformation des jambes. Ces particularités suffisaient pour que j'autorisasse M. le contrôleur à lui délivrer un billet d'entrée. (Je supposais déjà que la parturition pouvait présenter quelques phénomènes anormaux, et je désirais en être le témoin.) L'altération de ses traits, sa maigreur extrême devaient, d'un autre côté, rendre son admission plus facile ; aussi les employés préposés à l'admission des malades ne firent-ils aucune objection à son entrée à l'hôpital et à son admission dans les salles des femmes grosses (ce qui était fort rare).

Dès que les formalités ordinaires furent remplies, elle se rendit à la salle qui lui avait été désignée, et c'est là où je l'interrogeai ; cet interrogatoire m'apprit ce qui suit :

Cette femme était âgée de 37 ans, elle était mariée, mais son mariage ne lui avait pas apporté le bonheur: son mari était brutal et méchant, elle avait supporté de lui toute sorte de mauvais traitements, il ne lui avait épargné ni les injures ni les coups; elle était mariée depuis quatorze ans, et pendant ce laps de temps son mari l'avait plusieurs fois abandonnée; il ne la rappelait près de lui que pour dévorer ses économies, la battre et la délaisser ensuite.

Elle était grosse pour la première fois, et cette grossesse, loin de lui sourire, était pour elle une cause de chagrins, d'inquiétudes ; elle craignait le terme de sa grossesse, car, me disait-elle, ce devait être le terme de sa vie; elle redoutait le moment terrible de la parturition : son mari avait fixé à cette époque le moment de sa mort; il avait dit en l'abandonnant : Je sais que tu es mal faite, je sais que tu ne pourras accoucher; par conséquent tu mourras en accouchant, et j'en serai bien aise. Cette prédiction fatale et terrible avait exercé sur le moral de cette femme une grande altération; aussi elle avait perdu l'appétit, elle pleurait sans cesse; l'idée d'une mort prochaine la poursuivait toujours, elle avait maigri, avait perdu ses forces.

Malgré l'influence fâcheuse que les grands chagrins, les peines profondes peuvent exercer sur les produits de conception; celui-ci avait continué de s'accroître, mais ses mouvements étaient faibles.

Cette femme prétendait que sa grossesse était arrivée à la deuxième quinzaine du neuvième mois.

Je me fis rendre compte des maladies antécédentes, et surtout de celles qui l'auraient affectée pendant sa jeunesse. Voici ce qu'elle me raconta :

Les deux périodes de son enfance avaient été caractérisées par des maladies fréquentes; ainsi, elle avait été souvent affectée de diarrhée, d'ophthalmie, d'engorgements glanduleux, de croûtes dans les cheveux; elle avait eu les reins et les jambes faibles pendant longtemps; elle attribuait cette faiblesse à un accident, on l'avait tordue (c'est le mot de la malade); elle avait marché très-tard, et d'abord avec beaucoup de difficulté; elle déclara que ses jambes n'étaient pas droites, et qu'elle avait une voussure au niveau de la région lombaire; elle avait été souvent maladive depuis l'âge de sept ans jusqu'à la puberté; celle-ci n'était arrivée que fort tard, la première menstruation n'avait eu lieu que dans le courant de sa dix-neu-

vième année ; depuis l'établissement régulier de cette
fonction, elle avait joui d'une santé assez bonne.

Je renvoyai l'examen des parties au lendemain ; en
la quittant, je lui adressai quelques paroles conso-
lantes et lui fis espérer que son accouchement n'aurait
rien de dangereux ; je la soumis dès ce jour à une
alimentation réparatrice et à une médication tonique
et reconstituante.

L'examen du lendemain ne fut pas très-rigoureux ;
je craignais que s'il se prolongeait, s'il était minutieux,
je craignais, dis-je, que la malade en fût effrayée ; aussi
je me bornai à constater que cette femme était grosse,
que la grossesse était arrivée à l'époque qu'elle avait
désignée. Le col avait un peu perdu de sa longueur,
il était ramolli dans toute son étendue ; je constatai
encore l'état de vie de l'enfant, sa présentation, la
mauvaise conformation du bassin, la saillie de l'angle
sacro-vertébral, l'incurvation rachitique des membres
inférieurs, enfin je m'assurai de l'existence de la voussure lombaire ; cette voussure était formée par toutes
les vertèbres de cette région.

La taille de cette femme était de 1 mètre 29 cen-
timètres.

Sept ou huit jours après cet examen, cette femme
m'avoua que depuis deux jours elle ne sentait plus les
mouvements de son enfant, qu'elle était plus fatiguée
depuis, que ses malaises s'étaient aggravés pendant la
nuit, et qu'elle croyait avoir de la fièvre.

J'interrogeai l'état du pouls, et je constatai qu'il donnait 87 pulsations à la minute, qu'il était petit, dépressible ; cet état fébrile, peu intense, avait été précédé de quelques frissons, et avait coïncidé avec la tuméfaction et l'endolorissement des seins. Je crus reconnaître une fièvre de lait légère ; je réduisis le régime, et prescrivis quelques boissons sudorifiques et diurétiques. Je m'assurai alors de l'état de l'enfant, je fus à la recherche des bruits du cœur ; mes recherches furent vaines, les pulsations fœtales ne se faisaient plus entendre, l'enfant était mort. La fièvre persista encore pendant plus de trente heures, puis diminua et disparut.

Ce fut alors que je voulus m'assurer de l'état exact du bassin, connaître le siège et le degré du rétrécissement, et constater si l'expulsion du produit pouvait se faire sous les seuls efforts de la nature, ou bien s'il serait nécessaire d'agir sur lui en appliquant le forceps, ou en pratiquant l'embryotomie.

Je mesurai les dimensions du bassin, et, pour que cette mensuration fût plus exacte, je pratiquai tour à tour la pelvimétrie externe et la pelvimétrie interne. La première fut pratiquée à l'aide du compas d'épaisseur de Baudelocque, et donna les résultats qui suivent :

Le toucher vaginal, que j'avais pratiqué dans un précédent examen, m'avait permis de constater la saillie énorme de l'angle sacro-vertébral, et j'avais établi alors qu'il existait un vice de conformation du détroit supérieur ; je dirigeai mes recherches du côté de ce détroit, afin d'en apprécier à peu près exactement les dimensions.

Pour cela, j'appliquai un des boutons des tiges du compas sur la première apophyse épineuse sacrée, et l'autre à la partie supérieure de la symphyse des pubis; l'écartement des branches me donna une étendue de 0,145 millimètres. Je retranchai de cette longueur 0,065 millimètres pour l'épaisseur de la base du sacrum et des parties molles qui le recouvrent, et 0,015 millimètres pour l'épaisseur de la symphyse des pubis ; le reste de cette soustraction égalait 0,065 millimètres et représentait l'étendue du diamètre antéro-postérieur du détroit supérieur.

Les deux boutons furent successivement appliqués : 1° sur le milieu des deux crêtes iliaques ; l'écartement des branches fut 0,295 millimètres , mais l'espace qui sépare le milieu des crêtes iliaques est dans l'état normal juste double du diamètre transverse du détroit supérieur ; je pouvais donc considérer celui-ci comme ayant une étendue de 0,147 millimètres.

2° Sur l'épine iliaque postéro-supérieure gauche et sur l'éminence iléo-pectinée droite, j'obtins un écartement de 0,205 millimètres , dont il faut retrancher 0,055 millimètres pour l'épaisseur de la symphyse sacro-iliaque et 0,025 millimètres pour l'épaisseur de l'éminence iléo-pectinée. Le reste 0,125 millimètres représentait l'étendue du diamètre oblique droit. Celui de gauche mesuré de la même façon différa du précédent de 0,010 millimètres en moins.

3° Je mesurai enfin l'espace qui séparait la crête iliaque et la tubérosité de l'ischion, cet espace n'avait que 0,165 millimètres au lieu de 0,190 millimètres, la hauteur du bassin était donc aussi diminuée.

Je ne pratiquai pas la mensuration externe de l'excavation, ni celle du détroit inférieur, me réservant de l'établir à l'aide de la mensuration interne; celle-ci fut pratiquée avec l'intro-pelvimètre de Van-Huevel et avec le doigt.

L'étendue du diamètre sacro-pubien du détroit supérieur, établie à l'aide de cet intro-pelvimètre, était de 0,070 millimètres; elle fut un peu plus grande que celle que m'avait donnée la mensuration externe, et j'attribuai ce défaut de concordance entre les deux mensurations, à l'épaisseur du sacrum, qui devait être moindre qu'à l'état normal. L'étendue du diamètre antéro-postérieur du milieu de l'excavation égala 0,100 millimètres; celle du diamètre coccy-pubien fut de 0,125 millimètres.

Les mesures que j'obtins à l'aide du doigt introduit dans le vagin furent à peu près égales à celles que j'avais obtenues avec l'intro-pelvimètre; mais je pus encore constater que l'angle sacro-vertébral faisait une très-forte saillie en avant, que la concavité antérieure du sacrum était très-profonde, et que le coccyx était

déjeté en arrière. Je reconnus en outre l'agrandisse-
ment du diamètre transverse du détroit supérieur, le
rétrécissement du même diamètre au détroit inférieur,
et le rapprochement des tubérosités sciatiques.

Ce qui précède fait voir : 1° que le détroit supérieur était fortement rétréci d'avant en arrière et qu'il
était agrandi transversalement ; 2° qu'une disposition
inverse existait au détroit supérieur ; 3° que le degré
du rétrécissement du détroit supérieur était tel, qu'il
était impossible que l'expulsion du fœtus eût lieu
spontanément ; 4° qu'il ne fallait pas songer à l'extraire à l'aide du forceps, car ce moyen-là ne pouvait
pas suffire à l'extraction ; 5° que les opérations obstétricales sanglantes étaient seules indiquées.

Mais, dans ce cas, quelle devait être l'opération?
Il est évident qu'il ne fallait pas adopter une de
celles qui intéressent la mère, qu'il fallait essentiellement agir sur le fœtus puisqu'il était mort, qu'il
fallait agir en diminuant son volume, ou, en d'autres
termes, pratiquer l'embryotomie.

Le fœtus était mort depuis le 9 ou le 10 avril, et
cependant le travail ne commença que le 23 du même
mois ; pendant ce temps-là, l'état de la mère ne pré-
senta aucun phénomène digne d'être noté ; la sécrétion
laiteuse s'était établie et avait résisté aux moyens, peu
énergiques il est vrai, que j'avais employés pour l'arrêter ; la femme n'en était pas incommodée. Elle n'é-

tait pas abondante ; aussi toute la médication consistait en quelques frictions sur les seins avec un liniment camphré.

J'arrive à la description du travail et des procédés opératoires que nécessita l'extraction du fœtus.

Le travail commença dans la nuit du 22 au 23 avril ; il s'annonça par de très-faibles douleurs, fort éloignées les unes des autres. Ce ne fut que dans la matinée du 23 qu'elles devinrent un peu plus fortes, un peu plus rapprochées.

Je ne fus prévenu que cette femme était en travail qu'après la visite du matin. Je me rendis près d'elle, je pratiquai le toucher ; je reconnus que le col était mou et légèrement dilaté, et que la présentation était une présentation du sommet en position occipito-iliaque gauche, avec variété transversale. Je résolus d'attendre, car les contractions utérines étaient encore trop lentes et trop faibles, et le col n'était pas suffisamment dilaté. De dix heures à midi, celles-ci acquirent un plus haut degré de force et de fréquence ; la dilatation du col augmenta, les membranes conservèrent leur intégrité. Il n'était pas encore nécessaire d'intervenir, et je laissai agir la nature. A midi, je quittai la malade et la confiai aux soins de mes deux collègues.

Je ne revins que trois heures après. Pendant mon absence, les contractions étaient d'abord devenues un

4

peu plus énergiques; la poche des eaux s'était rompue, le liquide amniotique s'était écoulé en partie. Les douleurs avaient ensuite cessé , elles avaient reparu peu après, mais alors elles étaient faibles et éloignées; enfin, depuis plus d'une heure la malade n'en accusait plus aucune.

Je soumis la malade à un nouvel examen, et je constatai qu'au-dessous du rétrécissement il existait une tumeur fluctuante, plus large transversalement que d'avant en arrière. Je reconnus que cette tumeur était formée par la pulpe cérébrale ramollie, enveloppée par le cuir chevelu et le péricrâne décollé des os de la voûte. Ceux-ci étaient arrêtés au-dessus du rétrécissement.

Je voulus profiter, pour agir, de ce moment d'inertie des parois utérines. Je prévins la femme de l'opération que j'allais pratiquer sur son enfant mort, et lui fis comprendre que cette opération était urgente , nécessaire , et que c'était le seul moyen à employer pour la sauver. Elle s'y résigna.

Je préparai alors les instruments qui devaient ou pouvaient m'être utiles. C'est ainsi que je me procurai un bistouri à longue lame, les ciseaux de Smellie, un forceps , un céphalotribe, des crochets , une seringue à injections vaginales et sa canule, enfin des linges.

Quand tous les objets nécessaires à l'opération furent sous ma main, je fis placer la femme sur le lit de travail, soutenue et maintenue par des aides dans une position convenable.

Comme je me proposais de pratiquer la crâniotomie et de perforer la tumeur dont j'ai parlé ; comme aussi cette tumeur pouvait être facilement incisée avec un bistouri, je donnai la préférence à cet instrument et ne me servis pas des ciseaux de Smellie.

J'eveloppai avec une petite bande les deux tiers de la lame d'un long bistouri, et ne laissai le tranchant libre que dans l'étendue du tiers qui fait suite à la pointe ; celle-ci fut à son tour recouverte d'une petite boule de cire.

Ces précautions prises, j'introduisis la main gauche dans le vagin, et quand j'eus atteint et dépassé la tumeur, je procédai à l'introduction du bistouri en le faisant glisser sur ma main gauche.

Lorsque la pointe de cet instrumeut fut arrivée sur la tumeur, je la ponctionnai et j'élargis l'ouverture en retirant la lame, il sortit alors un flot de matière cérébrale demi-fluide et décomposée. Quand l'instrument fut retiré, je ramenai les doigts vers l'incision, j'en écartai les lèvres en pénétrant dans la cavité du crâne, je déchirai en même temps le cuir chevelu pour donner plus d'ampleur à l'ouverture.

La main tout entière pénétra dans les cavités crâniennes ; je constatai alors que les os du crâne étaient décollés et retenus au-dessus du rétrécissement. Le céphalotribe devenait inutile, car je pouvais faire l'extraction de chacun d'eux isolément ; pour cela faire, je fis usage de tenettes courbes, je les dirigeai sur ma main gauche jusque dans la cavité du crâne. Leur introduction fut chaque fois très-facile ; quand j'avais saisi un os, je retirais l'instrument et j'entraînais avec lui tantôt un pariétal, tantôt une des pièces du frontal, etc Bientôt tous les os de la voûte furent extraits ; il ne resta plus que la face et la base du crâne. Or, leur passage à travers le retrécissement ne devait présenter aucune difficulté : leur plus grand diamètre égalait à peine le diamètre retréci ; d'un autre côté, la mobilité des os qui formaient leur char- pente me fit compter sur une grande réductibilité de diamètres. Je me proposai de leur faire franchir le dé- troit supérieur sans autre secours que celui de la main ; je la dirigai alors le long du côté droit du bas- sin, et lorsque j'eus atteint le cou de l'enfant, je saisis et embrassai le menton. Après quelques tractions, dirigées suivant l'axe du détroit supérieur, les restes de la tête arrivèrent dans l'excavation.

Le diamètre bis-acromial des épaules se trouvait alors en rapport avec le diamètre rétréci.

Pour rendre l'extraction du tronc possible, il fal- lait lui imprimer un mouvement de rotation, en vertu duquel le long diamètre des épaules ou bis-acromial devait être parallèle ou plutôt se confondre avec le diamètre transverse du détroit supérieur, tandis que le diamètre sterno-vertébral correspondrait au diamètre sacro-pubien.

J'exécutai ce mouvement avec les crochets mousses

des branches du forceps. Chaque crochet fut placé dans un des creux axillaires. Chaque branche du forceps fut saisie par une main et au niveau de sa partie articulaire; de cette façon, la main gauche ayant saisi la branche antérieure, lui imprima un mouvement qui la conduisit vers la cuisse droite, tandis que la main droite, qui avait saisi la branche postérieure, lui imprimait un mouvement qui la conduisait vers la cuisse gauche.

C'est ainsi que le résultat que je recherchai fut obtenu. Je continuai à me servir des crochets. Avec leur aide, je pus exercer des tractions sur les épaules et les dégager; mais les épaules ne pouvaient franchir le détroit inférieur qu'à la seule condition d'avoir leur grand diamètre en rapport avec le diamètre coccy-pubien de ce détroit. Aussi, pendant qu'elles parcouraient l'excavation, je leur imprimai un mouvement de rotation qui ramena le diamètre bis-acromial à sa direction primitive; il se trouva alors en rapport avec le diamètre coccy-pubien; leur dégagement fut très-facile. Les hanches furent dégagées à leur tour; leur extraction ne nécessita que quelques tractions énergiques au moment où elles franchissaient le détroit supérieur.

Quand le fœtus fut extrait et que j'eus coupé le cordon, j'eus à m'occuper de la délivrance. En portant la main sur le ventre, je m'aperçus que les parois utérines n'avaient subi aucun retrait; il y avait inertie,

et cependant il n'y avait pas le moindre symptôme
d'hémorrhagie, soit externe soit interne ; le placenta
n'était certainement pas décollé ; je me gardai bien de
songer à l'extraire. Il fallait réveiller les contractions
de l'utérus : j'eus recours aux frictions sur le ventre,
je pratiquai des titillations sur le col ; deux fortes
injections d'eau légèrement tiède furent poussées jusque dans l'utérus, afin d'éveiller sa rétractilité et d'en-
traîner les débris de fœtus qui auraient pu y être retenus. Tous ces moyens furent insuffisants ; j'eus
recours à un agent très-actif, à l'ergotine de Bonjean.
Je prescrivis et fis administrer en quatre fois la potion
suivante :

> Eau de menthe......... 15 grammes.
> Ergotine de Bonjean..... 3
> Sirop de grande consoude. 45
> Véhicule ordinaire........ 90

Chaque prise fut séparée de celle qui la précédait
par un intervalle de dix minutes. Ce ne fut qu'après
l'administration de la deuxième partie de la potion,
à peu près 35 minutes après l'extraction du fœtus, que
les contractions utérines se réveillèrent. Quand j'eus
reconnu que le globe utérin était formé, je portai la
main dans le vagin ; je sentis le placenta sur le col,
je le saisis et en effectuai l'extraction.

Immédiatement après la délivrance, la femme fut
lavée et portée dans son lit.

Les suites de cet accouchement furent très-heureuses. La malade eut de la fièvre pendant quelques jours; puis tous les symptômes fébriles s'amendèrent, les lochies prirent une bonne apparence, elles furent assez abondantes; enfin, quinze jours après, la malade quitta l'hôpital parfaitement bien remise de ses couches.

OBSERVATION III.

Éclampsie puerpérale survenue pendant le travail ; accidents qui l'accompagnèrent.

Le 20 avril 1858, la nommée Sophie, non mariée, était admise à l'hôpital pour y être accouchée ; elle était âgée de 18 ans, exerçait à Avignon la profession de domestique; elle était douée d'une constitution forte et vigoureuse, d'un tempérament essentiellement sanguin pléthorique ; elle n'avait jamais eu de maladies sérieuses, avait été réglée à 13 ans ; la menstruation avait toujours été difficile, douloureuse, l'écoulement sanguin abondant.

Elle était enceinte pour la première fois ; sa grossesse n'avait pas été pénible, cependant elle avait éprouvé quelquefois de la toux, de la dyspnée, des maux de tête assez vifs, des vertiges, des éblouissements, des tintements d'oreilles ; mais ces divers accidents étaient toujours liés à des raptus de sang vers le cerveau et la face ; elle avait souvent senti, disait-elle, le sang lui monter à la tête, au visage. Les digestions n'avaient présenté aucune altération ; les sécrétions avaient été toujours régulières, elle n'avait jamais eu les extrémités inférieures infiltrées, la locomotion avait toujours été facile, elle n'avait jamais observé du côté des centres nerveux d'autres troubles qu'une céphalalgie fréquente ; enfin, les parois utérines avaient été quelquefois le siége de douleurs assez vives.

Lorsqu'elle fut admise à l'hôpital il était six heures du soir ; le travail avait commencé depuis neuf ou dix heures du matin, les contractions utérines avaient été fréquentes, très-douloureuses dès le début ; d'après son récit, elles avaient toujours été générales, et n'avaient jamais pris le caractère des douleurs de reins.

Tels sont les détails et renseignements que je pus obtenir sur les antécédents, la grossesse et sur le travail, depuis le moment où il avait commencé jusqu'au moment où il me fut permis de le suivre, de l'observer.

Lors de son arrivée à l'hôpital, cette fille était dans un état de malaise et d'agitation indéfinissable ; elle était agacée, impatiente ; elle éprouvait un peu de gêne dans la respiration ; elle accusait une céphalalgie vive n'occupant qu'un seul côté du crâne ; parfois elle avait des vertiges, des éblouissements ; la figure était animée, rouge, injectée ; les yeux brillants, la pupille un peu dilatée, l'iris moins contracté ; le pouls était lent, fort et résistant ; les contractions utérines ne revenaient que par intervalles de dix minutes à un quart d'heure , elles étaient douloureuses ; la malade redoutait leur retour.

La pratique du toucher me permit de constater : 1º que les modifications du col n'étaient pas en rapport avec la durée du travail, que son orifice n'avait subi aucune dilatation, qu'il était dur et rigide ; 2º que l'enfant se présentait par le sommet , que le bassin et les parties molles environnantes étaient bien conformées.

Je ne dus pas rester inactif devant un état pareil ; je crus à l'existence d'une rigidité des fibres de l'utérus et à un état congestif du cerveau , sous la dépendance d'une pléthore générale. Aussi j'ordonnai l'application de vingt sangsues aux chevilles, dans le but de déterminer une évacuation de sang déplétive et non révulsive. Après leur chute , je fis placer la malade dans un bain entier, dont la température ne s'élevait pas au-dessus de 30 degrés centigrades.

Lorsqu'elle fut sortie du bain, j'arrêtai l'écoulement de sang ; en même temps le col fut frictionné avec 4 grammes d'extrait de belladone ; un cataplasme de farine de lin arrosé d'une vingtaine de gouttes de laudanum, fut appliqué sur le ventre ; enfin, on administra un lavement émollient rendu légèrement laxatif par l'addition de 40 grammes de miel de mercuriale;

celui-ci détermina l'expulsion d'une grande quantité de matières fécales dures.

Sous l'influence de cette médication, l'état de cette femme s'améliora. Elle fut moins agitée, moins impatiente ; la douleur de tête disparut presque, la face reprit une coloration plus normale, les contractions utérines devinrent moins douloureuses, le col reprit sa souplesse.

J'espérai dès-lors que cet accouchement se terminerait sans accidents, sans entraves; l'état de la femme et de l'enfant ne m'inspirait plus aucune inquiétude. Aussi je quittai la salle, confiant la malade aux soins de deux internes et de quelques accoucheuses, mes élèves.

Mes prévisions ne furent pas exactes : le pronostic que j'avais porté sur cet accouchement fut faux. Il paraît qu'à onze heures du soir les accidents reparurent et s'aggravèrent sans cesse ; dans l'espace de quelques heures, l'état de la femme prit un caractère de gravité extrême. Les détails qui vont suivre m'ont été fournis par un des internes qui les ont observés.

J'appris qu'à onze heures du soir cette femme redevint agitée, impatiente ; la céphalalgie reparut, et avec elle des nausées, des vomissements. Les contractions utérines, douloureuses d'abord, devinrent peu à peu irrégulières ; la rigidité du col , la rétraction de son orifice externe reparut aussi. Bientôt la vue se troubla,

l'ouïe devint plus dure, la figure prit un air d'hébétude ;
la respiration devint anxieuse, entrecoupée.

Dans l'espace de deux heures et demie, tous ces
symptômes ont atteint leur summun d'aggravation; alors
le regard devint fixe, les traits s'altérèrent, les muscles de la face se contractèrent; l'œil fut animé d'un
mouvement de rotation, il roulait dans l'orbite ; la
pupille était dilatée, insensible ; les muscles du tronc
se contractèrent à leur tour ; il survint des secousses
dans les membres ; les inspirations étaient courtes,
fréquentes et s'effectuaient avec bruit ; la bouche était
couverte d'écume; la face et le cou étaient cyanosés,
les facultés intellectuelles et sensoriales abolies.

Bientôt les spasmes et les convulsions cessèrent,
un état de coma et de prostration leur succéda ; celui-
ci, à son tour, se dissipa ; et lorsque la malade eut
recouvré l'usage de ses facultés intellectuelles, elle fut
interrogée sur ce qu'elle avait éprouvé pendant les
convulsions ; elle répondit qu'elle n'avait pas eu conscience de ce qui s'était passé.

Trois heures et demie s'écoulèrent entre ce premier
accès et le second. Pendant ce temps le produit de
conception avait été animé de mouvements très-vio-
lents et continuels, les contractions utérines étaient
devenues plus fréquentes; le col, malgré sa rigidité,
cédait à leur puissance et se laissait lentement dilater.

Enfin, à cinq heures du matin, les phénomènes
précurseurs d'un nouvel accès apparaissent, et peu

après celui-ci se déclare ; sa gravité fut extrême : les
convulsions durèrent plus de six minutes, le coma
qui les suivit fut plus profond ; la malade était en état
de mort apparente. Ce fut alors seulement que je fus
appelé.

L'état comateux qui existait, les détails qui me
furent donnés sur les phénomènes et accidents qui
l'avaient précédé, me permirent d'établir que cette
femme avait eu des attaques éclamptiques, que les
accès pouvaient ou devaient certainement se reproduire,
et que, par conséquent, le danger était imminent.
J'établis, en outre : 1° que les convulsions étaient, dans
ce cas, occasionnées par un travail pénible, par un
excès de sensibilité et de rigidité des fibres utérines et
surtout de celles du col ; 2° que toute médication était
inutile, qu'il fallait délivrer la femme en appliquant
le forceps, et terminer l'accouchement.

Les accidents étaient si graves, que la mère et l'enfant pouvaient succomber rapidement ; je n'hésitai
pas de réclamer l'intervention et les lumières de M.
Pamard. Je le fis prévenir de l'accident, et je le priai
de se rendre en toute hâte à l'hôpital, pour terminer
un accouchement dangereux.

En attendant, je fis placer la femme dans la position exigée par l'application du forceps ; je préparai
cet instrument et tous les objets nécessaires à l'opération.

M. Pamard arriva ; il examina attentivement l'état gé-

néral de la malade, l'état de l'enfant et des parties géni-
tales, et comme moi déclara qu'il convenait d'appliquer
le forceps, et qu'il était urgent de le faire. Il fut assez
bon pour me confier cette opération. Encouragé par
sa présence, je procédai à l'introduction de la main,
j'effectuai la dilatation forcée du col, la déchirure des
membranes; cela fait, je pus m'assurer encore que
l'enfant se présentait par le sommet, que la tête était
au-dessus du détroit supérieur, et que l'occiput était
en position occipito-iliaque gauche avec variété antérieure. Alors les cuillers du forceps furent introduits,
dirigés dans les organes générateurs, appliqués sur les
côtés de la tête fœtale suivant les règles ordinaires. Les
branches furent articulées, saisies ; à l'aide de tractions et de mouvements bien compris, l'accouchement
fut terminé en quelques instants.

Le cordon est coupé, et comme l'enfant vit et res-
pire largement, on en fait aussitôt la ligature.

La femme n'avait pas eu conscience de ce qui s'était
passé, elle était plongée dans un état comateux trop
profond.

L'extraction de l'enfant n'était pas encore terminée
lorqu'un troisième accès d'éclampsie se déclara ; il fut
moins grave que le deuxième , les convulsions furent
moins générales , les contractions musculaires moins
fortes; l'utérus seul se contracta avec beaucoup d'é—
nergie ; il fut, en effet, saisi d'une contraction si
violente , que le placenta fut expulsé avec force hors

des organes générateurs. Ce phénomène arrêta mon attention sur ce qui pouvait advenir du côté de ces organes ; aussi je les surveillai. Après cinq ou six minutes de durée, les contractions musculaires cessèrent, alors les parois utérines furent frappées d'une espèce d'inertie secondaire, elles devinrent molles et flasques ; un flot de sang jaillit à travers la vulve ; l'abondance et l'énergie de l'hémorrhagie étaient si grandes, que la femme devait succomber en quelques instants si je n'eusse songé à un moyen antimétrorrhagique très-puissant, si je n'eusse fait la compression des vaisseaux abdominaux. Ce moyen était seul capable d'arrêter l'hémorrhagie.

Je m'appliquai alors à faire revenir l'utérus sur lui-même ; les frictions sur le ventre, les excitations du corps et du col ne produisirent aucun effet. J'eus recours encore à l'ergotine de Bonjean, et j'en administrai 8 grammes en lavement ; son action fut très-lente, l'utérus se rétracta peu à peu, et ce ne fut qu'à neuf heures du matin que je n'eus plus à redouter le retour d'une hémorrhagie grave. C'est alors aussi que je fis cesser la compression des vaisseaux.

L'état général de la femme m'inspirait toujours de vives inquiétudes, le coma était toujours très-profond ; je redoutais de nouveaux accès. Dans le but de les prévenir, des sinapismes furent appliqués sur les extrémités inférieures et supérieures, je soumis

la femme à des inhalations chloroformiques inter-
mittentes.

On a, dans ces derniers temps, prôné si haut l'em-
ploi du chloroforme dans le traitement de l'éclampsie,
on en a tant vanté l'effet préventif, que je ne pus ré-
sister au désir de l'employer.

J'eus recours à cet agent ; il fut employé, je l'ai
déjà dit, d'une manière intermittente, c'est-à-dire que
pendant vingt ou trente secondes la malade était sou-
mise à son action. L'appareil était ensuite retiré pendant trois, cinq et même dix minutes, et réappliqué
pendant vingt ou trente secondes, et ainsi de suite. Je
dois dire que l'action préventive du chloroforme, dans
le traitement de l'éclampsie, m'a paru certaine ; car
j'ai pu observer chez cette malade : 1° que si les contractions des muscles de la face se manifestaient,
quelques inspirations de vapeur chloroformique suffisaient pour les faire disparaître ; 2° que les accès
éclamptiques ne se reproduisirent pas pendant les
dix heures que dura le coma qui suivit le troisième
accès.

Les inhalations de chloroforme furent continuées
jusqu'à quatre heures du soir. L'état comateux se
dissipa à cette heure, et en même temps la malade
recouvra l'usage de ses sens et de ses facultés intellectuelles.

Cette femme n'avait pas eu conscience de son
accouchement, elle ne s'en rappelait aucune période ;

elle ne croyait pas avoir accouché, elle était surprise de se trouver dans les salles de l'hôpital.

Je fis l'analyse des premières urines rendues après le dernier accès, et aucun réactif n'y a révélé la présence de l'albumine. L'albuminurie ne peut donc pas être considérée comme la cause de ces attaques ; il convient ici de les attribuer à la difficulté du travail, à l'excès de sensibilité et de rigidité des fibres du corps et du col de l'utérus.

A partir du moment où le coma cessa, les suites de couches furent naturelles. L'enfant jouissait d'une bonne santé ; il n'avait pas eu de convulsions après sa naissance. La mère se rétablit rapidement ; aussi, dès le 2 mai, ils purent l'un et l'autre quitter l'hôpital.

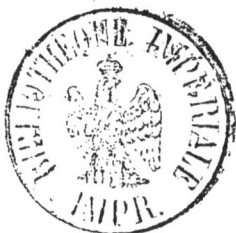

FIN.

www.ingramcontent.com/pod-product-compliance
Lightning Source LLC
Chambersburg PA
CBHW071323200326
41520CB00013B/2858